Zur

historischen Biologie der Krankheitserreger

Materialien, Studien und Abhandlungen

gemeinsam mit

V. FOSSEL, Graz, T. v. GYÖRY, Budapest, W. HIS, Berlin

herausgegeben von

KARL SUDHOFF und GEORG STICKER
Leipzig Bonn

---

4. Heft

Georg Sticker

Zur historischen Biologie des Erregers der pandemischen Influenza

Gießen 1912

Verlag von Alfred Töpelmann (vormals J. Ricker)

Druck von C. G. Röder G. m. b. H., Leipzig.

Vorwort.

Im folgenden ist der Versuch gemacht, über die Heerzüge und Ansiedelungsbestrebungen des Influenzabazillus Pfeiffers nach der Pandemie des Winters 1889—90 eine Übersicht gemäß den vorliegenden bakteriologischen Untersuchungen zu gewinnen. Die Geschichte jener Influenzabazillengenerationen ist an sich merkwürdig genug. Sie stimmt überdies sehr gut zu der Entwickelungsgeschichte der letzten Influenzaperiode, wie sie Leichtenstern auf Grund epidemiologischer Tatsachen im Jahre 1896 rückblickend gegeben und vorausblickend vermutet hat. Damit der Leser sich davon überzeuge, haben wir die Darstellung Leichtensterns kurz zusammengefaßt in dieses Heft aufgenommen. Wegen wichtiger Einzelheiten verweisen wir auf die eben von uns besorgte neue Ausgabe des großen Werkes und heben hier nur hervor, daß die gefundene Übereinstimmung zwischen den Forschungsergebnissen über den Verlauf der jüngsten Influenzaperiode einerseits und über die Schicksale des vermutlichen Erregers der Influenzaseuche andererseits auch mit der älteren Geschichte der pandemischen Influenza im Einklang steht.

Uns ist das ein Beweis dafür, daß Richard Pfeiffer seit dem Jahre 1892 die Influenzafrage ihrer Lösung um ein bedeutendes Stück näher geführt hat, zugleich aber auch wieder ein Beweis dafür, daß die Grundlage aller Epidemiologie die Geschichtsschreibung der Seuchen ist und bleibt,

calcatamque tenet bellis socialibus uvam.

(Juvenal.)

Bonn, am 12. Dezember 1911.

Georg Sticker.

Die Entdeckung des *Influenzabazillus* im Jahre 1892 bezeichnet Leichtenstern in seiner großen Epikrise über die Influenzapandemie des Winters 1889—90 als die bedeutendste Errungenschaft der wissenschaftlichen Bemühungen um jenen Seuchenausbruch.

An mehreren Stellen seines Werkes gibt er der Überzeugung Ausdruck, Pfeiffers Bazillus sei der wirkliche Erreger der Influenza pandemica. Dennoch verschont ihn nicht die Zweifelsucht, die uns alle plagt, wenn wir redlich forschen, und so kommen ihm an anderen Stellen Einschränkungen in die Feder: „Der bakteriologische Nachweis der spezifischen Influenzabazillen, vorausgesetzt, daß sich dieselben für alle Zukunft als die exklusiven Erreger der Influenza vera herausstellen, fügt der klinischen Diagnose den sicheren Schlußstein hinzu."

Ein tiefblickender Kliniker-Anatom und weitblickender Epidemiologe wie Leichtenstern vermeidet leicht den Fehler, den so viele unserer Zeitgenossen begehen, vom Bazillus aus die Krankheit und die Seuche zu konstruieren und sogar auf sehr fragwürdige bakteriologische Ergebnisse hin Klinik und Epidemiologie reformieren zu wollen; er begeht alle Wege der Forschung und sieht zu, wo sie etwa zusammentreffen.

Ganz unabhängig also von den Ergebnissen der Hilfswissenschaft geht er auf die unmittelbaren Erfahrungen los, prüft die von der Geschichte aufbewahrten und vor dem eigenen Blick sich abrollenden Ereignisse und versucht, aus ihnen die erste Formel der Influenzaseuche zu gewinnen. So kommt er zu dem folgenden Ergebnis.

Die Influenza ist eine spezifische Katarrhseuche des Menschen, die von Zeit zu Zeit von irgendeinem Zentrum ausgehend in gewaltiger *Pandemie* über weite Länderstrecken, über einen Erdteil oder über die ganze Erde sich verbreitet und sich dabei von anderen Katarrhseuchen durch die folgenden Merkmale unterscheidet:

1. das Auftreten wahrer Pandemien in größeren, zuweilen mehrere Dezennien umfassenden Intervallen;

2. der meist nachweisbare Ausgang der Seuche von einem bestimmten Punkte der Erde;

3. die rapide Verbreitung über Länder und Weltteile;

4. die rasch um sich greifenden Massenerkrankungen am Orte des Ausbruches;

5. das rapide Erlöschen der Seuche am einzelnen Orte nach mehrwöchiger Dauer;

6. die völlige Unabhängigkeit von Wind und Wetter, von Jahreszeit und Klima, kurz von allen atmosphärisch-tellurischen Verhältnissen;

7. die im Verhältnis zur enormen Morbidität in der Regel außerordentlich geringe Mortalität;

8. die gleichmäßige Disposition aller Alters- und Berufsklassen;

9. die ganz entschiedene fast unbedingte Abhängigkeit ihrer ersten Ausbreitung vom Menschenverkehr;

10. das Auftreten von Nachepidemien in den nächsten Jahren mit neuen epidemiologischen Gesetzen.

Diese *Nachepidemien* lassen in der Regel keine stetige geographische Verbreitungsweise mehr erkennen, keinen Ausgang von einem Zentrum aus, kein zusammenhängendes Fortschreiten in bestimmten Richtungen, die den Verkehrslinien entsprechen; die in der ersten Pandemie hervortretende Regel, daß die Großstädte und Handelsplätze früher ergriffen werden als das platte Land, die an den Verkehrsstraßen, Eisenbahnen, Schiffslinien gelegenen Orte früher als die abseits und im Binnenlande gelegenen, läßt in den späteren Epidemien fast völlig im Stiche. Von einem bestimmten Gange dieser Nachepidemien, von einem Fortschreiten in einer besonderen Richtung kann nirgends mehr die Rede sein. Nur von einem gemeinsamen zeitlichen Rahmen wird das wirre geographische Bild zusammengehalten. Seuchenzugskonstruktionen erweisen sich als völlig illusorisch. An den verschiedensten Punkten der Länder und Weltteile treten Epidemien gleichzeitig auf, ziehen sich längere oder kürzere Zeit hin, wiederholen sich oft nach kurzen Pausen. Inmitten großer seuchenfreier Gebiete erfolgen isoliert bleibende bedeutende Lokalepidemien von mehrwöchiger Dauer, während die unmittelbare Nachbarschaft von dem Brande verschont oder erst spät ergriffen wird. Der Verkehr im großen und ganzen spielt keine erkennbare Rolle mehr, die Verschleppbarkeit ist ganz in den Hintergrund getreten.

Die Nachepidemie tritt am Orte des Ausbruches fast ausnahmslos ganz allmählich auf und entwickelt sich langsam, erreicht oft erst nach vielen Wochen ihren Höhepunkt, um ebenso allmählich zu erlöschen. Während die Pandemie am einzelnen Orte binnen vierzehn Tagen ihre Akme erreicht und für gewöhnlich sechs oder acht scharf bemessene Wochen nicht überschreitet, ziehen sich die Nachepidemien fast überall durch mehrere, oft durch vier oder fünf Monate hin und zeigen bisweilen auch Auf- und Niedergänge. Dabei ist die Morbidität trotz der langen Dauer erheblich geringer als bei der ersten Durchseuchung; plötzliche Massenerkrankungen, wie sie in der Pandemie geschehen und das öffentliche Leben, Handel und Wandel, ins Stocken bringen, kommen in den späteren Ausbrüchen nur mehr ganz ausnahmsweise vor. Während das Krankheitsbild im großen und ganzen bei der Nachepidemie dieselben Züge wie bei der Pandemie aufweist, wird der Krankheitsverlauf in den späteren Ausbrüchen schwerer und weitaus gefährlicher, die Mortalität bedeutend größer.

Die der primären Pandemie nachfolgenden Epidemien sind aus den allerorts zurückgebliebenen Keimen der ersteren hervorgegangen. Sie sind größtenteils autochthone, lokale oder endemische Epidemien, die untereinander nur ganz selten mehr durch Verschleppung des Keimes von Ort zu Ort zusammenhängen. Wohl findet im kleinen noch Ansteckung von Person zu Person, auch Verschleppung von Ort zu Ort statt, aber im großen hat sich die Influenza vom Verkehr emanzipiert. Die Rolle, welche diesem in der Pandemie zukam, wird in den Nachepidemien von Zeit und Örtlichkeit (das heißt von Herden, wo entwicklungsfähige Keime zurückgeblieben sind) übernommen.

Nach der Pandemie ist die Influenza an zahllosen Punkten der Erde, besonders innerhalb der gemäßigten Zonen, eine endemische Krankheit geworden, und in dieser Periode zeigt sie ganz dasselbe schwankende epidemiologische Verhalten, dieselben rätselhaften Launen im zeitlichörtlichen Auftreten ihrer Ausbrüche wie die anderen endemischen kontagiösen Krankheiten, Scharlach, Masern, Keuchhusten, Diphtherie, epidemische Genickstarre usw.

Die *endemische Influenza vera* ist im grellsten Gegensatze zur pandemischen von der Jahreszeit abhängig. Ihre Ausbrüche fallen in die kalte Jahreszeit, während der Sommer die Zeit der Ruhe ist. Auch da, wo die Influenza ihre Heimat hat, wo sie im höchsten Sinne des Wortes endemisch ist, in Zentralasien, gibt sich der Einfluß der Jahreszeit für ihren epidemischen Ausgang deutlich zu erkennen. Nahezu alle Pandemien haben im Herbst, Winter und Frühjahr von Rußland aus ihre Wanderung angetreten.

Neben der Influenza pandemica vera gibt es Epidemien von Katarrhfiebern, die das Krankheitsbild jener asiatischen Influenza aufs genaueste nachahmen, aber mit ihr in keinem ursächlichen Zusammenhange stehen. Sie haben ihre besondere Ätiologie und ihre besonderen epidemiologischen Gründe und Gesetze. Man trennt sie vorläufig unter dem Sammelnamen der *Influenza nostras* seu notha von der pandemischen ab, wohl wissend, daß es sich nicht um eine einheitliche Krankheit sondern um eine Seuchengruppe handelt.

Nachdem, so schließt Leichtenstern seine Darlegung im Jahre 1896, nachdem seit der letzten großen Nachzüglerepidemie vom Winter 1891 bis 1892 die Intensität und Häufigkeit der Influenzaepidemien von Jahr zu Jahr überall abgenommen hat und der letzte Winter, 1895 auf 1896, ohne nennenswerte Ausbrüche verlaufen ist, darf man vielleicht die Hoffnung hegen, daß die jetzige nunmehr siebenjährige Influenzaperiode sich ihrem Ende nähert. Die von der Pandemie 1889 bis 1890 ausgesäten Keime werden allmählich aussterben und damit die Influenza vera wieder erlöschen. Hoffentlich vergehen dann wiederum mehrere Dezennien, bis eine neue gewaltige Pandemie den Keim über die ganze Erde verbreiten und auf Jahre hinaus wirksam deponieren wird.

Als Richard Pfeiffer seine Entdeckung mitteilte, hatte er sich die Meinung gebildet, sein Influenzabazillus sei ausschließlich und ganz allein bei den Influenzakranken und Influenzarekonvaleszenten zu finden; er würde mit den letzten Ausläufern der Pandemie rasch verschwinden und später immer und überall nur dann wiedergefunden werden, wo neue echte Epidemien und Endemien der Influenza sich ausbreiteten.

Diese Meinung wird heute von vielen als ein Irrtum bezeichnet und mit ihr die spezifische Bedeutung des Bazillus selbst verworfen. In der Tat haben sich im Laufe der Jahre Schicksale und Eigenschaften des Pfeifferschen Bazillus ergeben, die der Entdecker nicht voraussehen konnte, die für die ganze Lehre von der Influenzainfektion höchst bedeutungsvoll sind und deren Tragweite sich noch nicht übersehen läßt, bis die zukünftige, in wenigen Jahren fällige, neue Pandemie Gelegenheit zu neuen aufklärenden Forschungen gibt. Wir stellen die hergehörigen Tatsachen zusammen, weil es uns scheint, daß sie für das Verständnis epidemischer Vorgänge vieles Neue gebracht haben.

Der ***Influenzabazillus Pfeiffers*** **ist unter den seit dem Jahre 1889 verseuchten Menschenherden nicht rasch abgestorben, sondern hat bei vielen Menschen bis vor kurzem ausgedauert**; und zwar ist er die ganze Zeit über nicht nur bei Influenzakranken sondern auch bei anderen Kranken unter Bedingungen und Erscheinungen gefunden worden, die anscheinend mit der Influenza nichts zu tun haben. Er hat sich schon während des Ablaufes der Epidemie und je später um so mehr als ein weitverbreiteter Schmarotzer der oberen Luftwege mit „fakultativer Pathogenität" erwiesen, der neben allerlei anderen Mikroben, die auch nur gelegentlich zu Krankheitserregern werden, gut gedeiht; er hat unter der Bakterienflora bestimmter Krankheitsherde in den oberen Luftwegen, aber auch in der Flora mancher Gesunden, die vor Wochen, Monaten, Jahren, vielleicht auch gar nicht die Influenzakrankheit bestanden hatten, seinen Platz behauptet.

Er ist als Besiedeler der gesunden wie der erkrankten *Konjunktivalschleimhaut* von zur Nedden (1902), Wynekoop (1903), Fischer (1908) u. a. gefunden worden. Er hat sich dabei in nicht wenigen Fällen als der Erreger einer Blennorrhoea neonatorum erwiesen und also dem Gonokokkus die Alleinherrschaft bestritten. So fand zur Nedden von 1899 bis 1902 in elf Fällen dieser Krankheit den Pfeifferschen Bazillus im eitrigen Sekret ausschließlich. Rosenhauch teilt 1908 weitere Fälle von eiteriger Influenzakonjunktivitis bei Neugeborenen mit. Gianni und Picchi, Liebscher (1903) und andere fanden Pfeiffers Bazillus gelegentlich bei der akuten Masernkonjunktivitis in Reinkulturen.

Der „Influenzabazillus" wurde in der *Nase und ihren Nebenhöhlen* bei gesunden Menschen in einem erheblichen Bruchteil gefunden (Howard 1898). Am häufigsten beherbergt ihn die Nase keuchhustenkranker und masernkranker Kinder (Beck 1892). Von 57 Masernkindern hatten 11 = 19% den Bazillus im Nasensekret, von 60 Scharlachkindern 3 = 5%, von 30 Gesunden 3 = 10% (Liebscher 1903).

Der Pfeiffersche Bazillus ist bei vielen Menschen ein Dauerbewohner des *Rachens*, der *Tonsillenkrypten*, *der Larynxtaschen*. Er verursacht hier entweder gar keine Störungen oder er macht Anfälle von Angina, Pharyngitis, Laryngitis, die von den anderen Influenzasymptomen unbegleitet bleiben können oder von Allgemeinstörungen begleitet werden, die nur derjenige mit einer Influenzainfektion in Zusammenhang bringt, der das volle Bild der „chronischen Influenza" (Pfeiffer, Franke) kennt. Mitteilungen darüber bei Gioelli (1901), Wynekoop (1903), Auerbach (1904), Polanski (1907), Scheller (1909).

Der Pfeiffersche Bazillus hat sich auf der *Schleimhaut des Bronchialbaumes* bei vielen Menschen angesiedelt, die nur an etwas Husten und Auswurf oder an tieferen Veränderungen des Atmungsapparates leiden. So fand ihn Lindenthal (1897) im Auswurf mehrerer Bronchitiskranker. Nach Lord (1908) hatten unter 100 solcher Patienten 60 den Influenzabazillus im Sputum, die Hälfte davon in Reinkultur. Unter 158 verschiedenen Leichen, die Wohlwill (1908) sezierte und bakteriologisch untersuchte, enthielten 29 = 18,4% den „Influenzabazillus" im Bronchialbaum; unter

73 Leichen von Lungenschwindsüchtigen wiesen ihn 16 = 22 % im Bronchialinhalt auf. Besonders häufig auch wurde der Bazillus in den Luftwegen von Masernkranken und Keuchhustenkranken gefunden. Von 1000 Sputumproben, die im Berliner Institut für medizinische Diagnostik während des Jahres 1901 untersucht worden sind, enthielten 51, also 5,1 % den Bacillus Pfeiffers (Klopstock). Bei 950 Kindern, die wegen verschiedener Krankheiten in Hospitalpflege gegeben worden waren, aber keine Influenzasymptome zeigten, fand Kreetz den Bazillus 35 mal im Sputum.

In *Bronchiektasien* und *Lungenkavernen* ist der Influenzabazillus ein sehr gewöhnlicher Dauerbewohner; das stellte Pfeiffer schon im Jahre 1892 fest und sprach dabei von „chronischer Influenza". Das haben Jochmann (1905), Boggs (1905), Ruhemann, Sticker und andere bestätigt. Boggs fand ihn in den erweiterten Bronchien bei indurativen Lungenprozessen in Reinkultur. In den Krankheitsherden der Lungentuberkulose ist der Influenzabazillus seit der Epidemie 1889—90 einer der häufigsten Kommensalen des Tuberkelbazillus geblieben, und zwar bei vielen Kranken ein sehr hartnäckiger, dessen Vermehrung mit Nachschüben und neuen Ausbrüchen der Tuberkulose Hand in Hand geht. Kreetz fand ihn 1897 bei 47 Lungenkranken, von denen 12 das klinische Bild der Influenza darboten, während die übrigen die gewöhnlichen Zeichen der Lungentuberkulose aufwiesen. Nach Ruhemann (1891, 1904) hatten von 18 Phthisikern 13 den Pfeifferschen Bazillus im Auswurf. Sticker fand ihn von 1900—1905 bei der Beobachtung von 24 Phthisikern nur in 8 Fällen nicht; bei den anderen, also in 66 %, wiederholt, bei einzelnen ganz regelmäßig, besonders in den Hämoptysen. Bei 43 Phthisikerleichen isolierte Wohlwill den Pfeifferschen Bazillus 16 mal, also in 22 %, aus dem Bronchialbaum.

Wie bei der *Tuberkulose*, so spielt auch bei anderen Infektionen, die den Respirationsapparat angreifen, der Influenzbazillus die Rolle eines sehr häufigen Kommensalen, vor allem bei den Kinderkrankheiten, bei den *Masern* (Beck 1892, Jehle 1901, Süßwein 1901, Giani und Picchi 1903, Pacchioni 1904, Jochmann 1905, Wohlwill 1908) und beim *Keuchhusten* (Jochmann 1905, Wohlwill 1908, Sticker); weit weniger häufig beim *Scharlach* (Jehle 1901, Liebscher 1903, Querbach 1904) und bei der *Diphtherie* (Leiner 1901, Auerbach 1904, Jochmann 1905).

Der Pfeiffersche Bazillus kann unabhängig von anderen Primärinfekten subakute und chronische Bronchial- und Lungenleiden erregen, die von der tuberkulösen Phthise nur durch die sorgfältigste klinische Beobachtung und wiederholte Untersuchung des Auswurfes unterschieden werden können. Viele Autoren haben diese Fälle unter dem Namen der „Pseudophthise" oder „Pseudotuberkulose" ausführlich besprochen (Graves, Teissier, Sticker, Sée, Egger, Franke, Ruhemann, Avrilleaud, Chatrin und Collet, Stoicescu und Bacaloglu, Richard und Gurd).

Wohlwill faßt seine Untersuchungen dahin zusammen, daß heute viele Kinder und Lungenkranke Influenzabazillenträger sind. Das scheint in der Tat auch das Ergebnis der vorstehenden Übersicht, falls nämlich der Pfeiffersche Bazillus der wirkliche Influenzaerreger ist, was viele Autoren gerade mit Rücksicht auf die beigebrachten Tatsachen bestreiten.

Pfeiffer unterschied 1892 vom echten Influenzabazillus einen Pseudoinfluenzabazillus. Heute sammelt man unter dem Namen des *Bacillus haemophilus* eine lange Reihe von Bakterien, die dem Pfeifferschen Bazillus durchaus ähnlich sehen, aber je nachdem sie bei verschiedenen Krankheiten gefunden worden sind, für gewöhnlich einen besonderen Namen erhalten haben. Hierher gehören die „Keuchhustenbazillen" von Afanassieff, Ritter, Buttermilch, Spengler, Czaplewski und Hensel, Koplik, Zusch, Vincenzi, Elmassian, Luzzato, Arnheim, ferner Jochmanns Bacillus pertussis (siehe Sticker, Der Keuchhusten); hierher gehört auch der „Katarrhbazillus" Jundells, der „Trachombazillus" Müllers. Die Ähnlichkeit dieser Bazillen geht so weit, daß Auerbach sie für ein und denselben Bazillus und zwar für den Pfeifferschen Bazillus erklärt (1904). Korantschewsky (1905) teilt einen Fall von Influenza mit, bei dem sich im Sputum Pfeiffers Bacillus verus, im Empyem der Pseudobazillus influenzae fand; er schließt daraus, daß beide Bazillen ineinander übergehen.

Pfeiffer hatte 1892 gezeigt, daß sein Bazillus ein Wegebereiter für den Tuberkelbazillus werden kann. Diese Bedeutung hat sich, wie oben dargelegt worden, fortan bestätigt. Daneben hat sich aber noch eine andere Tatsache kundgegeben. Der früher so selbständige Pfeiffersche Bazillus ist in seinem Gedeihen oder wenigstens in seinem Wachsen von dem Zusammenleben mit gewissen anderen Bakterien in weitem Maße abhängig geworden. Wie er selbst das Gedeihen des Tuberkelbazillus fördert, so fördert ihn die Symbiose mit dem Diplococcus lanceolatus, mit Streptokokken, mit Staphylokokken, mit dem Trachombazillus und mit anderen Vertretern der Schleimhautflora. Klinische Belege dafür sind in den Arbeiten von Meunier, Graßberger, Neißer, Allen u. a. enthalten.

Meunier spricht von einem *satellitisme cultural* des Bacillus influenzae und des Staphylococcus aureus. Graßberger (1893) fand, daß die Kulturen des Influenzabazillus, wenn sie auf der Blutagarplatte mit Staphylokokken zugleich aufgingen, schneller als sonst sich entwickelten, ein Riesenwachstum annahmen und dabei eine ganz auffallende Toleranz gegen weitgehende Alkaleszenzunterschiede des Nährbodens aufwiesen; auch von anderen saprophytischen und pathogenen Bakterien sah er das Wachstum der Influenzakulturen gesteigert. Ghon und Preyß verlangen 1902 geradezu zur Züchtung des Pfeifferschen Bazillus die gleichzeitige Aussaat des Staphylococcus aureus.

Eine Wachstumsbeförderung des Pfeifferschen Bazillus durch den Diphtheriebazillus und besonders auch durch den Gonokokkus fand Cantani (1901); Kulturen des Diplococcus lanceolatus, des Streptococcus pyogenes und des Tuberkelbazillus begünstigten das Wachstum des Influenzabazillus nicht; vielmehr steigerte umgekehrt dieser das Wachstum jener Mikroben.

Eine förderliche Symbiose des Influenzaerregers mit dem Xerosebazillus beobachtete Neißer (1903); der Pfeiffersche Bazillus wuchs mit dem Weeksschen zusammen auf gewöhnlichem Agar durch zwanzig Generationen.

Allen (1910) konnte den Influenzabazillus nicht dann am besten züchten, wenn er ihn in den Exkreten der Patienten als Reinkultur fand, sondern wenn er mit Pneumokokken oder mit Staphylococcus albus zugleich vorhanden war und mit diesen zur Aussaat gebracht wurde.

Wie auf Nährböden so erwies sich auch im Tierexperiment die Steigerung des Influenzabazillus durch andere Bakterien. Jakobsohn (1900) konnte mit Influenzabazillen allein seine Versuchstiere, Meerschweinchen, Kaninchen, Mäuse, nicht infizieren. Spritzte er aber zugleich mit ihnen Streptokokken ein, so wuchsen beide Bakterien im Organismus. Mäuse starben an Influenzaseptichämie, wenn er ihnen mit dem Pfeifferschen Bazillus zugleich abgetötete Streptokokken einverleibte. Ähnliche Erfahrungen machte Kamen (1906). Er fand den Influenzabazillus neben dem Streptokokkus zweimal im diphtherieähnlichen Belag einer ulzerösen Angina, und denselben Befund erhob er bei einer lakunären Tonsillitis. Mäuse, die er mit dem reingezüchteten Influenzabazillus allein impfte, bewahrten ihr Leben; sie starben an Septichämie, als er ihnen den Influenzabazillus mit dem Streptokokkus zugleich in den Bauchfellsack einimpfte, und aus ihrem Blute konnte er nun den Influenzabazillus wieder in Reinkultur gewinnen.

Das Urteil über die praktische Bedeutung der Symbiose des Pfeifferschen Bazillus mit anderen Mikroben lautet sehr verschieden, je nachdem Bakteriologen sich äußern, die noch der starren Meinung anhängen, die spezifischen Krankheitserreger brächten alles aus sich selbst zustande vermöge der einfachen Kontagion, sie bedürften zur Erzeugung von Krankheiten nur den Wirt und die Möglichkeit, an ihn heranzukommen, aber keiner Vermittler, keiner Gelegenheitsmacher, keiner äußeren und inneren Hilfsursachen, oder andere Forscher sprechen, die von solcher vorgefaßten Meinung entfernt, sich die Mühe geben, die Dinge in allen ihren Zusammenhängen zu erfassen. Daß, wo jene zu wenig sehen, diese mitunter zu viel sehen, soll nicht bestritten werden. Die fortschreitende Wissenschaft wird das Wahre feststellen, — wenn auch nicht für die große Menge.

Als Beck 1892 den Influenzabazillus als einen sehr häufigen Begleiter der Masernkrankheit sowohl im Nasenfluß wie im Bronchialauswurf der Patienten fand, legte er der Sache keinen anderen Wert bei, als daß der Pfeiffersche Bazillus ein gleichgültiger Parasit bei Masernkranken sei. Süßwein, der 1901 bei 10 von 21 Masernkindern ebenfalls den Pfeifferschen Bazillus im Nasenexkret und Bronchialexkret und außerdem auch in den pneumonischen und pleuralen Exsudaten der Masernleichen fand und daraus in Reinkultur gewann, meint, daß der Influenzakeim den Verlauf der Masernkrankheit ungünstig beinflusse. Und so haben sich seitdem viele Autoren über die Bedeutung des Pfeifferschen Bazillus, wenn er als Begleiter anderer Krankheitserreger auftritt, entgegengesetzt geäußert.

Es muß vorläufig dahingestellt bleiben, ob und wieweit eine fortschreitende Symbiose des Pfeifferschen Bazillus mit anderen Epiphyten der Respirationsepithelien die Bedingung dafür ist, daß sich der Influenzabazillus, der anfänglich wie der Diphtheriebazillus sich nur auf der Oberfläche der Schleimhaut vermehrte und nur wenig in die Tiefe drang und nur ausnahmsweise Allgemeininfekte machte, je länger je mehr als Parasit darstellt, der auch den Blutweg betritt und alle Organe wahllos zu befallen scheint.

Keinesfalls kann die erste Annahme Pfeiffers, daß die Infektion mit seinem Influenzabazillus nur an der Körperoberfläche, insbesondere am Epithel der Luftwege geschehe und daß alle weiteren Symptome der Influenzakrankheit sowie die tieferen Veränderungen an der Influenzaleiche als Toxinwirkungen aufzufassen seien, heute so ausschließlich aufrecht erhalten werden. Sie ist von hervorragenden Klinikern und so auch von Leichtenstern angenommen und zur Erklärung der klinischen Krankheitsbilder benutzt worden; aber wir müssen wieder umlernen. Der Influenzabazillus verhält sich ganz bestimmt nicht streng nach dem Muster des Diphtheriebazillus und des Tetanusbazillus.

Schon im Jahre 1892 hatte Canon bei 20 Influenzakranken fast regelmäßig den Bazillus, den Robert Koch für identisch mit dem von Pfeiffer gefundenen erklärte, im Blute nachweisen können, und zwar zu 4 bis 20 Bazillen im Ausstrichpräparat, so daß er in einigen zweifelhaften Fällen die unsichere klinische Diagnose damit erhärten wollte. Canons Angabe ist scharf bestritten worden. Wohl alle Autoren, die Pfeiffers Angaben zuerst bestätigten, wiesen Canons Befunde zurück; Kitasato, Wassermann, Beck, Pfeiffer selbst. Weichselbaum ließ die Frage offen.

Heute liegt die Sache ganz anders. Ghedini fand den Pfeifferschen Bazillus im Jahre 1907 bei 28 Influenzakranken 18 mal im Blute, 14 mal in der Milz. Madison gibt 1910 an, daß die Fälle von Influenzabakteriämie gar nicht so selten sind und gelegentlich sich in schweren septischen Krankheitsbildern äußern, von denen er eines genauer beschreibt. Diese Fälle von Influenzasepsis sind seit dem Jahre 1892 wiederholt beobachtet worden.

Zuerst wies Pfuhl darauf hin, daß der Pfeiffersche Bazillus seine erste Niederlassungsstelle überschreiten und besonders auf den Lymphwegen in die Schädelhöhle eindringen kann. Im Jahre 1897 teilte er einen Fall mit, wo die ganze Leiche von Influenzastäbchen durchwuchert war. Es handelte sich um einen Soldaten, der nach dreitägigem Leiden unter schwerem Koma und choleraähnlichen Erscheinungen starb. In der Schädelhöhle fiel die blutigseröse Beschaffenheit der Zerebrospinalflüssigkeit und des Ventrikelinhaltes auf. In der ersteren wurden neben dem Influenzabazillus Staphylokokken und Streptokokken gefunden. Im Gehirn selbst waren auf Schnitten fast nur die Influenzabazillen zu sehen, und zwar sowohl in den Lymphgefäßen wie in den Blutgefäßen und in dem Protoplasma der Gehirnzellen. Einzelne Gebiete der Gehirnrinde waren von den Influenzabazillen dicht durchwuchert. Auch das verlängerte Mark sowie Epithel und Flüssigkeit im Zentralkanal des Rückenmarkes enthielten den Influenzabazillus. Das eiterige Exkret der Bronchien und der Erguß in den Lungenalveolen, das interstitielle Bindegewebe des Pankreas, der Leber, der portalen Lymphdrüsen, die geraden Harnkanälchen der Niere, die Lücken zwischen dem Drüsenepithel des Dünndarmes und der Basalmembran enthielten die Influenzabazillen in Massen.

Zum gleichen Ergebnis wie Pfuhl kam Nauwerk (1895); auch er deckte die Influenzabazillen in den Lymphwegen des Gehirnes auf.

Slawyk teilt 1899 eine Beobachtung von allgemeiner Influenzabazilleninfektion mit. Ein Knabe von neun Monaten, der unter dem Bilde der akuten Zerebrospinalmeningitis erkrankt war, bekam Abszesse am rechten Handgelenk, rechten Knie und linken Fußgelenk. In dem Eiter wurden Influenzabazillen gefunden. Ebenso enthielt das dünne eiterige Exsudat, das bei der Lumbalpunktion gewonnen wurde, die Bazillen, und bei der Sektion waren sie reichlich in den Lungen zu finden.

Einen weiteren Fall hat im Jahre 1907 Spät beobachtet. Es handelte sich um eine Pyämie mit remittierend-intermittierendem

Fieber von dreißigtägigem Verlauf; bei der Sektion fand man den Influenzabazillus in den Herden der Endocarditis verrucosa, der linksseitigen Pleuritis, der Pyelonephritis sowie in Abszessen der Milz und der Nieren.

In einem Falle von Dudgeon und Adams (1907), der ein zehnmonatiges Kind betrifft, wurde nach dem Tode, der nach Vereiterung des linken Ellbogengelenkes und des rechten Hüftgelenkes an Meningitis und Pneumonie erfolgte, in allen Herden sowie in der Milz der Influenzabazillus in Reinkultur gefunden.

Ähnlich verhielten sich Fälle von Saathoff (1906) mit Endokarditis, Meningitis, Encephalitis, von Clinciu und Popescu (1906), von Madison (1910) usw.

Der Influenzabazillus kann also nicht nur im Blute auftreten und eine einfache Bakteriämie machen, sondern auch gelegentlich Septichämie, Pyämie und hierbei alle erdenklichen Lokalisationen im Körper machen.

Der Pfeiffersche Bazillus kann aber auch ohne jede Verallgemeinerung die verschiedenen Organe befallen. Die Fälle von *Hirninfluenza* und *Hirnhautinfluenza* bedeuten meistens, wenn nicht immer, örtliche Einwanderungen des Bazillus auf den Lymphwegen der Nase in das Gehirn und seine Häute. Die Diagnose der Influenzainfektion des Liquor cerebrospinalis ist in zahlreichen Fällen durch die Lumbalpunktion erwiesen worden (Haedke 1897, Pfuhl 1902, Hecht 1903, Jundell 1905, Douglas 1907) und in weit zahlreicheren durch die Sektion (hierüber die Literatur bei Weichselbaum).

In die Tiefen der *Augenhöhle* und des *Augapfels* dringt der Pfeiffersche Bazillus ein und erregt extraokulare und intraokulare Eiterungen (Fuchs, Pflüger 1890, Tanja 1898, Unna 1908), Panophthalmie und Phthisis bulbi (Fischer 1908).

Er erregt verruköse und ulzeröse *Endokarditis* (Fiessinger 1891, Jehle 1899, Horder 1905, Madison 1910, *Aortitis* (Marmorstein 1908), eitrige Perikarditis (Högerstedt 1896). Er erregt eitrige *Pleuritis* (Beall 1906, Karewski 1907). Er macht akutes und chronisches *Empyem der Gallenblase* (Heyrowsky 1904, Kuina 1909) und *Leberabszesse* (Karewski 1907).

Er ergreift den Darm (Arthaud 1908) und erregt *Appendicitis*, nicht selten in epidemischer Häufung (Adrian 1900, Schultes 1903), was freilich von Rostowyew (1906) auf Grund von Krankenhausstatistiken ohne Grund geleugnet wird.

Er kann *Pyelitis* (Kreetz 1898), *Orchitis* (Fiessinger 1893, Menko 1899) sogar in wiederholten Anfällen machen, aufsteigende Urethritis mit Epididymitis und Zystitis (Cohn 1905) erregen.

Er befällt Gelenke, das benachbarte Periost und die umgebenden Weichteile (Bloch 1898, Huyghe 1900, Franke 1900, Bezançon und Griffon 1900, Weil 1909).

Er kann von Operationswunden aus heftige und gefährliche Komplikationen erregen (Follet 1895, Franke 1900, Perez 1902, Unna 1908) usw.

Es macht nicht den Eindruck, als ob die angeführten Befunde von allgemeinen und tiefen Invasionen des Pfeifferschen Bazillus deshalb häufiger geworden seien, weil sich mehr und mehr Untersucher mit der Sache beschäftigt haben. Die klinische Erfahrung weist darauf hin, daß es sich hier um Äußerungen der zunehmenden Anpassung des Influenzabazillus an den menschlichen Organismus handelt. Unter den vielen Belegen dafür genügt es die Beobachtungen von Sir Peter Eade mitzuteilen. Dieser beobachtete in Ostengland während der Jahre 1889—1893 eine fortschreitende Abschwächung oder Verlängerung der Influenzakrankheit von Winter zu Winter unter gleichzeitiger Abänderung der Lokalisationen. Im ersten Jahre verlief die Mehrzahl der Fälle unter hohem Fieber mit häufigen akuten Entzündungen, mit Pleuritis, Neuritis; die katarrhalischen Symptome dehnten sich nicht häufig über den Bronchialbaum aus. Vom zweiten Jahre ab häuften sich die Bronchitiden und Bronchopneumonien, während Pleuritis seltener wurde. Im dritten Jahre wurde die primäre Neuritis selten, dafür vermehrten sich die akuten zerebralen und spinalen Affektionen und waren häufig von sekundären Neuritiden gefolgt; zugleich nahmen die gastroenterischen Komplikationen zu, während Pleuritis, Perikarditis, Phlebitis, Zystitis immer mehr zurücktraten. Im vierten Jahre zeigte sich eine weitere Zunahme der Fälle von Meningitis spinalis und cerebralis und schwerer Gehirnstörungen wie Delirien, manische Verwirrtheit usw.

Je weiter wir uns von der Pandemie des Jahres 1889 entfernt haben, desto seltener ist der Befund reiner Influenzabazilleninfektion auch bei denjenigen Kranken geworden, die klinisch das Bild der echten Grippe darbieten. Weder der Nasenschleim und Rachenschleim noch das Exkret der tieferen Luftwege und das Sputum bei Bronchopneumonien zeigen die massenhaften Reinkulturen des Pfeifferschen Bazillus, wie sie noch während der Nachepidemie in den Jahren 1891 und 1892 so oft gefunden würden. Wassermann betont, daß im Frühjahr 1900 bei den Influenzakranken in Berlin, die er untersuchte, der Pfeiffersche Bazillus schwer zu finden und oft schon vierundzwanzig Stunden nach dem Beginn der Krankheit wieder verschwunden war. Im selben Jahre fand Clemens in Freiburg i. B. während eines Influenzaausbruches neben dem Influenzabakterium zahlreiche andere

Arten im Sputum, die jenes häufig überwucherten. Auch Beck hebt im Jahre 1903 hervor, daß er in den letzten Jahren die Influenzabazillen meistens mit anderen Bakterien, und zwar für gewöhnlich in Gemeinschaft mit Streptokokken oder Fränkels Diplobazillen, nie aber mehr in der charakteristischen Weise und in der Menge wie früher im Sputum oder im Nasensekret gesehen habe.

Die reinen Influenzapneumonien, die Leichtenstern, Drasche, Engel-Bey, Teissier u. a. während der großen Pandemie als die Regel beschrieben haben, sind nachher immer seltener und an vielen Orten nur ausnahmsweise beobachtet worden; für gewöhnlich waren es später die Mischformen von katarrhalisch-krupöser Lungenentzündung, welche an den Leichen der einem Influenzaanfalle Erlegenen gefunden wurden, oder die einfache krupöse Pneumonie, die nachträglich zur primären Influenzakrankheit hinzutrat; dementsprechend trat der Befund des Influenzabazillus in den Lungen durchaus zurück gegenüber dem Befund des Diplococcus lanceolatus und anderer Bakterien (Leichtenstern, Sticker, Weichselbaum, Wassermann, Kamen, Moore, Engel-Bey).

In einzelnen Gegenden vereinigten sich, wie während der Pandemie selbst, so auch ausnahmsweise nach ihrem Ablaufe immer häufiger und fast regelmäßig mit dem abgeschwächten Influenzakeim Streptokokken zur tödlichen Mischinfektion. Solche Fälle sahen wir in Gießen während der Jahre 1895 und 1896; es war unmöglich zu sagen, ob hier die Primärinfektion vom Streptokokkus oder vom Influenzabazillus ausging; die Fälle häuften sich in den Häusern einer Gasse. Ähnliche Beobachtungen hat Whitla in Dublin gemacht.

Im Jahre 1897 fanden Pfeiffer und Sticker in Bombay in den Lungen Pestkranker Influenzapneumonie mit Pestläsionen so vereinigt, daß es für den, der die Epidemie außer acht gelassen hätte, zweifelhaft bleiben mußte, welcher von den beiden Infekten der primäre, welcher der sekundäre war.

Nach der großen Influenzapandemie in Nordamerika während der Jahre 1889—92 wurde der Pfeiffersche Bazillus überall im Lande gefunden. Es kam dann eine influenzafreie Zeit von 1902—04. In dieser Zwischenzeit vom August 1902 bis Januar 1904 fand Lord unter 186 Fällen von akutem Katarrh der Luftwege, deren Auswurf er wahllos, wie die Fälle kamen, untersuchte, 120 mal Mischinfektionen verschiedener Art, 66 mal Reininfektionen mit bestimmten Erregern, darunter 47 Fälle von *reiner Infektion mit Pfeiffers Bazillus,* also 25 %, 8 Fälle von Pneumokokkeninfektion, 5 Fälle von Infektion mit Micrococcus catarrhalis. Bei den *Mischinfektionen* war der Influenzabazillus 110 mal, also in 59 % vertreten. — Eine neue

Epidemie brach in den Vereinigten Staaten und in Neuengland mit so bedeutender Morbidität wie seit 1889 nicht mehr im Winter 1907 auf 1908 aus; sie ergriff zum Beispiel auf ihrer Höhe in Boston von 600 Beamten binnen der drei Wochen zwischen dem 21. November und 12. Dezember 16,5 %. In dieser Zeit untersuchte Lord 20 Fälle bakteriologisch genau; er fand darunter 11 Fälle Mischinfektionen verschiedener Art, nur 3 *Reininfekte* mit Influenzabazillen, also 15 %, 2 Fälle von Infektion mit Pneumokokkus, 3 mit Staphylococcus pyogenes; bei den übrigen 11 Fällen fand er diese Bakterien zusammen, und zwar 7 mal darunter den Influenzabazillus, also in 35 %. Ein Mikrobe, der allen Fällen gemeinsam gewesen wäre, wurde nicht gefunden; auch die Untersuchung kleiner ausgeschnittener Schleimhautstückchen aus Pharynx und Tonsillen in einer Reihe von Fällen gab keinen einheitlichen Befund.

Ganz ähnlich ist das Ergebnis der Untersuchungen, die Scheller in Königsberg und der Umgebung dieser Stadt angestellt hat. Im Winter 1906—1907 fand er in 56 Sputumproben, die mit der klinischen Diagnose Influenza eingeliefert worden waren, 50 mal, also in 80 % Influenzabazillen, 26 mal, also in 40 % in Reinkultur; die übrigen 24 Proben enthielten neben dem Pfeifferschen Bazillus den Micrococcus catarrhalis und Streptokokken. Von 29 Sputumproben Lungentuberkulöser enthielten 10 Influenzabazillen. In 109 Ausstrichen von Rachenmandeln bei Patienten, die nicht unter dem Verdacht der Influenza standen, fand er 25 mal den Influenzabazillus; es gab also 24 % Influenzabazillenträger. Im Winter 1907—1908 untersuchte er das Sputum von 127 Influenzakranken und fand 16 mal, also in 12,6 %, Influenzabazillen; im Sputum von 113 Nichtinfluenzakranken fand er den Pfeifferschen Bazillus 14 mal, also in 13 %; es überwog also bereits die Ziffer der widerständigen Bazillenträger ein wenig über die der Infizierten. — Im Sommer 1908, nach Erlöschen der Saisonepidemie, fand Scheller bei 10 Influenzakranken den Pfeifferschen Bazillus nie, als in 0 %, bei 90 Tuberkulösen in 3 %, bei 65 Gesunden einmal. Im Winter 1908—1909 fand er den Pfeifferschen Bazillus weder bei Influenzakranken noch bei Tuberkulösen noch bei Gesunden.

Wir selbst haben im Laufe der fünf letzten Jahre in zahlreichen Untersuchungen bei den Grippeerkrankungen den Pfeifferschen Bazillus stets vermißt und ihn erst im letzten Winter, Dezember 1910 und Januar 1911, bei mehreren Patienten in Bonn, Köln, Neuenahr wiedergefunden, während wir demselben Mikroben als zufälligem Befunde in Phthisikersputum bis in die jüngste Zeit sehr oft begegnen.

Bei alledem aber kann sich an Orten, die dem allgemeinen Verkehr entzogen sind und an denen die stetige

Veränderung der Schleimhautflora der Menschen durch gegenseitigen Austausch lange Zeit ausbleibt, auch wieder eine ganz reine Influenzaverseuchung entwickeln. So beobachtete Mann im Frühjahr 1900 in der Irrenanstalt Schussenried einen typischen Influenzaausbruch, der 62 der Insassen ergriff und 9 davon tötete. Bei den meisten der Kranken wurde der Influenzabazillus im Sputum allein und in der von Pfeiffer beschriebenen Anordnung gefunden.

So beschreibt Sturrock eine Epidemie in Midlothian and Peebles asylum, wo die Seuche in der Pandemie 1889—90 nur 8 Patienten ergriffen hatte, aber im Jahre 1905 durch eine Pflegerin eingeschleppt sich von Person zu Person ausbreitete und auf der Frauenabteilung von 170 Insassinnen 60, auf der Männerabteilung von 168 aber nur 6 ergriff. Allerdings fehlen hier bakteriologische Angaben, so daß eine Diplokokkenepidemie nicht mit Sicherheit ausgeschlossen werden kann.

Nobécourt und Paisseau fanden im Winter 1904—1905, als man überall bei der herrschenden Katarrhepidemie den Pfeifferschen Bazillus vergeblich suchte, denselben ganz allein und in Reinkultur bei einem Influenzaausbruch im Hospice des Enfants-Assistés in Paris.

Woldert beobachtete im Jahre 1907 in einem ländlichen Bezirk eine reine Influenzaepidemie mit Pfeiffers Bazillus, die von 200 Einwohnern 100 ergriff; 8 der Erkrankten wurden nachträglich von krupöser Pneumonie befallen.

Mit der fortschreitenden Anpassung an die Flora ihrer Ansiedlungsorte und durch den bequemen Kommensalismus mit anderen Bakterien büßt der Pfeiffersche Bazillus mehr und mehr seine ursprüngliche Vegetationskraft ein, und so ist er im Lauf eines Jahrzehntes fast überall zu einem Saprophyten hinabgesunken, der keine selbständigen Infekte mehr erregt, sondern sich nur unter den Bedingungen, die seiner Trägheit zusagen, vermehrt. Wir erinnern an sein Wuchern bei der Keuchhustenkrankheit, bei der Masernkrankheit, bei chronischer Bronchitis usw.

Dabei kann er als Dauerbesiedler umschriebener Schleimhautstellen oder Höhlenbezirke des Respirationsapparates die Ursache sehr hartnäckiger Rückfallgrippen werden, die sich in dem vielgestaltigen und oft sehr schweren Krankheitsbilde der *chronischen Influenza* äußern (Franke, Ruhemann, Sticker).

Endlich verschwindet der Influenzabazillus gänzlich aus der Ätiologie, und die folgenden Katarrhseuchen haben mit ihm gar nichts mehr zu tun, wie sehr sie auch den Nachepidemien der voraufgegangenen Pandemie gleichen mögen. Hiermit ist für viele die Bedeutung des Pfeifferschen Bazillus abgetan; sie sagen, er habe mit der Influenza überhaupt nie etwas zu tun gehabt; die Entdeckung Pfeiffers sei wie so viele bakteriologische Versprechungen ein Hirngespinst gewesen, das ruhmlos in dem Haufen der voreiligen Mitteilungen versinke.

An dem Fehlen des Influenzabazillus in den Influenzaepidemien der letzten zehn Jahre kann kein Zweifel sein. Vor 1900 teilten die Ärzte ihre negativen Befunde entweder gar nicht oder nur schüchtern mit und wurden mit dem Bemerken abgefertigt, bei genauerer sachgemäßer Untersuchung durch abgestempelte Fachmänner hätte man den Bazillus schon gefunden.

Als Lesage und Macaigne im Jahre 1892 die ätiologische Einheit der Cholera zerstückeln wollten, indem sie choléra à bacilles virgules, choléra à bacilles coli, choléra polybactérien unterschieden, fanden sie nur Widerspruch und Hohn. Nicht anders erging es den Klinikern, die wie von Jaksch im Jahre 1899 von einer *Pseudoinfluenza* sprachen, weil sie den Pfeifferschen Bazillus vermißten; auch sie verstanden nichts von der bakteriologischen Kunst. Aber schon im folgenden Winter 1900—1901, als überall in Europa eine große Influenzaepidemie sich erhob, bei der überall der „Influenzabazillus“ vermißt wurde, wurden die Dogmatiker kleinlaut. Sie mußten hören und sehen, daß ihn in Berlin Wassermann nicht fand, in Frankfurt am Main Klieneberger ihn vermißte, in Freiburg im Breisgau Clemens, in Wien Kreetz und Sternberg, in Paris Bezançon und Israels de Jong vergeblich danach suchten.

Dasselbe geschah in der Epidemie, die im Winter 1904—1905 in vielen Städten und Orten grassierte. Vom November 1904 bis zum Februar 1905 untersuchten Bezançon und Israels de Jong in Paris den Auswurf zahlreicher Kranker. Unter den vielen Mikrobenarten, die sie fanden, herrschten vor die landläufigen Saprophyten der oberen Schleimhäute mit „fakultativer Pathogenität“, der Pneumokokkus, der Diplococcus lanceolatus, der Diplostreptokokkus, der Diphtheriebazillus, Staphylokokken; daneben erschien der Micrococcus catarrhalis und ein Paratetragenus zoogloicus (Sarcine blanchei Ménétrier); der Pfeiffersche Influenzabazillus wurde nie gefunden. Auch Bernard fand allerlei Bakterien, einen „unbekannten Erreger“, den Pneumobazillus, Streptokokken, verschiedene Mikroben der oberen Schleimhäute, deren Virulenz sich zeitweise erhöht, aber den Pfeifferschen Bazillus nur ausnahmsweise. In Wien suchten wieder vergeblich nach ihm Kreetz und Sternberg, in Prag Pick; in Frankfurt am Main fand Klieneberger in 27 Fällen den Micrococcus catarrhalis und nur in einem Drittel der Fälle den Influenzabazillus, in einem Falle den Proteus vulgaris in Reinkultur; in Berlin vermißte ihn Ruhemann, in New York Park, im Easthertsdistrict in England Dunn und Gordon; die letzteren fanden nur den Micrococcus catarrhalis.

Im Jahre 1907 fand Rosenthal Pfeiffers Bazillus nur ausnahmsweise bei einer Grippeseuche, und Biedert, der nur den Micrococcus catarrhalis im Auswurf und im Blut eines Kranken sah, spricht von einer *Mikrokokkeninfluenza*. Ruhemann vermißt ihn ebenfalls bei den Saisongrippen.

Im Januar, Februar und März 1908 herrschte in den meisten großen Städten Westeuropas eine schwere Influenzaepidemie, die mit Katarrhen, Anginen, gehäuften Lungenentzündungen einherging und bei vielen Befallenen schwere Störungen am Nervensystem hinterließ, Hemiplegien, Paraplegien, Neuritis optica mit Amaurose, Neuritis acustica mit fortschreitenden oder langsam ausheilenden Gehörstörungen usw. Nicht selten begann die Krankheit wie eine Apoplexie, besonders bei alten Leuten; sie ging gut aus, falls keine Pneumonie hinzutrat; häufig blieb eine Aphasie, halbseitige Taubheit, eine Monoplegie zurück. Bei zahlreichen Patienten in Köln fand ich im Nasenschleim, im Rachenschleim, im pneumonischen Auswurf, in der Lumbalflüssigkeit, in den Meningen und hämorrhagischen Gehirnherden überall nur den Diplococcus lanceolatus, nie den Pfeifferschen Bazillus. Dieudonné erhob denselben Befund im Münchener Garnisonlazarett. Curschmann in Leipzig beschrieb die Epidemie unter dem Namen der *Pneumokokkeninfluenza*; er fand unter 49 Fällen, die der vorsichtigste Diagnostiker als Influenzafälle bezeichnen mußte, 46 mal den Diplococcus lanceolatus, nie den Influenzabazillus. Ebenso fand Possek in Wien in allen Fällen von Influenzakonjunktivitis im Winter 1908 nur den Fränkelschen Diplobazillus. Gleiche Erfahrungen wurden in Magdeburg, Hamburg, Berlin usw. gemacht.

Auch im Winter 1910—1911 vermißten manche Forscher den Influenzabazillus bei der herrschenden Grippekrankheit (Trumpp), während andere ihn mehrmals fanden (Sticker).

Mit Rücksicht auf jene bakteriologischen Befunde in Influenzaausbrüchen sprechen heute manche Autoren von *Pneumokokkengrippe* (Bernard 1905, Curschmann 1909), von *Mikrokokkeninfluenza* (Dunn und Gordon 1905, Jehle 1906, Klieneberger 1905, Biedert 1907), *Diplokokkeninfluenza* (Rose 1909).

Kelsch erhebt gegen diese Auflösung des einheitlichen Influenzabegriffes entschiedenen Einspruch. Er geht vom klinischen Standpunkt aus und hat auf diesem recht. Aber es ist etwas anderes, die klinische Einheit eines Krankheitsbildes festzuhalten oder zu bestreiten, etwas anderes die ätiologische Einheit einer epidemischen Krankheit und die ätiologische Verschiedenheit verschiedener Epidemien, die das gleiche Krankheitsbild haben, festzustellen. Die Pneumonie ist, wie ich im Jahre 1902 ausgeführt habe, schon lange keine ätiologische Einheit mehr, auch in der Form nicht mehr, in der sie den Klinikern und Anatomen als lobäre fibrinöse Pneumonie wie eine „genuine Entität“ erschien; was von ihr gilt, gilt von allen „Krankheitstypen“.

Wie wir von der Cholera asiatica mit ihrem vielgestaltigen Krankheitsbilde die ihr sehr oder ganz ähnlichen sporadischen und epidemischen Erkrankungen als Cholera nostras unterscheiden und unterscheiden müssen, und wie der Name Cholera nostras wieder nur ein Sammelname für allerlei Infektionen und Intoxikationen ist, so wird man auch neben der russischen pandemischen Influenza und ihren Ablegern Epidemien und sporadische Fälle von Influenza nostras mit verschiedener Ätiologie vorab gelten lassen müssen. Die Aufgabe der Kliniker ist, hier mit Hilfe der Bakteriologie Ordnung und Klarheit zu schaffen. Dabei wird sich denn auch allmählich die Bedeutung der Pfeifferschen Bazillen wie für Gläubige so auch für Zweifler herausstellen.

Bis die nächste Pandemie anders entscheidet, halten wir daran fest, daß der Erreger der pandemischen Influenza Pfeiffers Influenzabazillus ist, daß dieser Erreger auch nach der großen Flut noch in epidemischen Winterwellen und in zahllosen sporadischen Fällen von akutem oder chronischem Verlauf seine Rolle spielt, daß er aber allmählich zum Saprophyten hinabsinkt und nur noch bei Mischinfekten in allerlei akuten und chronischen Krankheiten sich betätigt so lange, bis endlich auch die gesunden und kranken Influenzabazillenträger sich dieses machtlos gewordenen Schmarotzers als eines zufälligen Epiphyten entledigen. Mit dem Verschwinden des Pfeifferschen Bazillus beginnt die Pause der pandemischen Influenza, die je nach den Umständen kürzer oder länger dauert. Die entseuchten Völker sind aufs neue für den von einem entlegenen Herde herkommenden frischen Bazillus aufnahmefähig und empfänglich geworden.

Demgemäß ist uns die pandemische Influenza eine Katarrhseuche, deren Erreger der im Jahre 1892 von Richard Pfeiffer gefundene Bacillus influenzae ist. Sie bricht nach jahrelangen oder jahrzehntelangen Pausen aus vorab noch unbekannten Ursachen von einem Zentrum, das in Rußland oder Sibirien und gelegentlich auch anderswo liegt, plötzlich aus, um als kontagiöse Pandemie in wenigen Monaten die bewohnte Erde zu erobern; nach einer kurzen, meistens mehrmonatigen Ruhe rafft sie sich hier und da aufs neue in kleineren und größeren Epidemien zu umschriebenen Nachschüben auf, mildert sich endlich aus diesen zu einem weniger auffallenden endemischen Übel, das als Saisonkrankheit im Frühjahr und Herbst sich häuft, aber auch in den anderen Jahreszeiten als sporadische akute oder eminent chronische Krankheit oder als Komplikation anderer Krankheiten der Luftwege und sonstiger Organe auftritt. Endlich verliert sich auch die letzte Spur ihres Genius epidemicus. Die altgewordene Influenzaperiode ist beendigt; ihre Übel, ihre Folgen, selbst ihr Namen ist vergessen; die Lehrbücher und Vorlesungen sprechen nicht mehr von Influenza sondern von Grippen und Katarrhepidemien, bis eine neue Influenzaherrschaft mit erdumkreisender Pandemie anhebt.

Belege.

Adrian, E., Die Appendicitis als Folge einer Allgemeinerkrankung. Mitteilungen aus den Grenzgebieten der Medicin und Chirurgie, 7. Band, 1900.

Afanassieff, Ätiologie und klinische Bakteriologie des Keuchhustens. St. Petersburger medicinische Wochenschrift 1887.

Allen, The bacillus influenzae and symbiosis. The Lancet, London 1910.

Arloing, Sur le parasitisme de l'influenza. Lyon médical 1890.

Arnheim, Keuchhustenuntersuchungen. Archiv für Kinderheilkunde, 50. Band, 1908.

Arthaud, Sur la fréquence des ulcérations intestinales dans le cours de la grippe. Comptes rendus de l'académie des sciences, tome 146, Paris 1908.

Auerbach, Über den Befund von Influenzabazillen in Tonsillen und Larynx. Zeitschrift für Hygiene, 47. Band. Leipzig 1904.

Avrilleaud, Des pseudotuberculoses d'origine grippale. Thèse de Bordeaux, 1896.

Beall, Empyema due to the influenza bacillus. Journal of the American medical association 1906.

Beck, Influenza. Handbuch der pathogenen Mikroorganismen, 3. Band, Jena 1903.

Bernard, De la nature de la grippe. La semaine médicale de Paris 1905.

Bezançon et Griffon, Des localisations articulaires des infections générales. La presse médicale, 7. année. 1900.

Bezançon et Israels de Jong, Caractères bactériologiques des crachats au cours de l'épidémie actuelle dite de grippe. Bulletin et mémoires de la Société médicale des hôpitaux, Paris 1905.

Biedert, Über Mikrokokkeninfluenza. Berliner klinische Wochenschrift 1907.

Bloch, Zur Ätiologie des Rheumatismus. Münchener medicinische Wochenschrift 1898.

Boggs, Bacteriological observations in some cases of bronchiectasis. The John Hopkins Hospital Bulletin 1905.

Buttermilch, Über den Erreger des Keuchhustens. Berliner klinische Wochenschrift 1899.

Canon, Über Züchtung des Influenzabazillus aus dem Blute der Influenzakranken. Deutsche medicinische Wochenschrift 1892.

Cantani, Wirkung des Influenzabazillus auf das Zentralnervensystem. Zeitschrift für Hygiene, 23. Band, 1896.

— Über das Wachstum des Influenzabazillus auf hämoglobinfreien Nährböden. Ebenda, 36. Band, 1901.

Chatrin et Collet, Deux cas de grippe à forme pseudophthisique. Lyon médicale, 1894.

Clemens, Die diesjährige Influenzaepidemie in Freiburg i. B. Münchener med. Wochenschrift, 47. Band, 1900.

Clinciu und Popescu, Influenza kompliziert mit Lungengangrän und Pyopneumothorax. Spitalul 1906. — Centralblatt für innere Medicin, 27. Jahrgang, 1906.

Cohn, Eine primäre, nicht gonorrhoische Urethritis mit Influenzabazillen. Deutsche medicinische Wochenschrift 1905.

Curschmann, Pneumokokkeninfluenza. Münchener medicinische Wochenschrift 1908.

Czaplewski und Hensel, Bakteriologische Untersuchungen bei Keuchhusten. Centralblatt für Bakteriologie, 22. Band, 1898.

Douglas, A case of influenzal meningitis. The Lancet 1907.

Drasche, Über Darminfluenza. Wiener medicinische Wochenschrift 1900.

Dudgeon and Adams, A case of pyaemia due to the influenza bacillus. The Lancet 1907.

Dunn and Gordon, Remarks on the clinical and bacteriological aspects of an epidemic simulating influenza. The British medical journal 1905.

Eade, Influenza in 1893. The Lancet 1893.

Egger, Les formes pseudophymiques de la grippe. Thèse de Lyon, Lyon 1894.

Elmassian, Note sur un bacille des voies respiratoires et ses rapports avec le bacille de Pfeiffer. Annales de l'Institut Pasteur, 1899.

Engel-Bey, Die Influenzaepidemie in Ägypten im Winter 1889 bis 1890. Berlin 1893.

Fiessinger, L'endocardite infectieuse dans la grippe. Gazette médicale de Paris 1891.
— De l'orchite grippale. Ibidem 1893.
Fischer, Beitrag zur Wirkung des Pfeifferschen Bazillus im Auge. Klinische Monatshefte für Augenheilkunde, 46. Jahrgang, 1908.
Follet, Quelques considérations sur la grippe postopératoire. Gazette médicale de Paris 1895.
Franke, Über chronische Influenza. Beihefte zur medicinischen Klinik, 5. Jahrgang, Berlin 1909.
Fuchs, Tenonitis nach Influenza. Wiener klinische Wochenschrift 1890.

Ghedini, Ricerca del bacillo di Pfeiffer nel sangue e nella milza degli influenzati. Gazzetta degli ospedali 1907.
Ghon, Über die Meningitis bei der Influenzaerkrankung. Wiener klinische Wochenschrift 1902.
Ghon und Preiss, Studien zur Biologie des Influenzabacillus. Centralblatt für Bakteriologie, 32. Band, 1902.
Giani e Picchi, Ricerche batteriologiche nelle congiuntivite catarrale acute nel morbillo e nell' influenza. Lo sperimentale 1903.
Gioelli, Ricerche del bacillo di Pfeiffer in casi sporadici di influenza. Rivista d'igiene e sanità pubblica, vol. 12. 1901.
Grassberger, Beiträge zur Bakteriologie der Influenza. Zeitschrift für Hygiene, 25. Band, 1897.
— Das Verhalten von Influenza in Mischkulturen. Wiener klinische Wochenschrift 1897.

Haedke, Ein Fall von Meningitis und epiduralem Abszeß mit Nachweis von Influenzabazillen. Münchener medicinische Wochenschrift 1897.
Hecht, Grippe und eiterige Meningitis mit dem Befunde von Influenzabazillen. Jahrbuch für Kinderheilkunde, 57. Band, 1903.
Heyrovsky, Der Influenzabacillus als Erreger der Cholecystitis. Wiener klinische Wochenschrift 1904.
Högerstedt, Über Pericarditis suppurativa influenzae. St. Petersburger medic. Wochenschrift 1896.
Horder, Influenzal endocarditis. The British medical journal 1905.
Howard, A contribution to our knowledge of the etiology of inflammations of the accessory sinuses of the nose. American journal of the medical sciences 1898.
Huyghe, Du pseudorheumatisme grippal. Archives provinciales de médicine 1899. — Centralblatt für innere Medicin, 21. Band, 1900.

Jacobsohn, Essai sur l'activité pathogène du bacille de Pfeiffer chez les animaux. Archives de médicine expérimentale, tome 13, 1901.

Jaksch, von, Über pseudoinfluenzaartige Erkrankungen. Berliner klinische Wochenschrift 1899.

Jehle, Über die Rolle der Influenza als Mischinfektion. Zeitschrift für Heilkunde, 22. Band, 1901.

— Beobachtungen bei einer Grippeepidemie, hervorgerufen durch den Micrococcus catarrhalis. Jahrbuch für Kinderheilkunde, 64. Band, 1906.

Jochmann, Beiträge zur Kenntnis der Influenza und Influenzabazillen. Deutsches Archiv für klinische Medicin, 84. Band, 1906.

Jundell, Zwei Fälle von Influenzabazillenmeningitis. Jahrbuch für Kinderheilkunde, 3. Folge, 9. Band, 1905.

Kamen, Klinische bakteriologische Studien. Wiener medicinische Wochenschrift 1896.

Karewski, Leberabsceß nach Influenza. Deutsche medicinische Wochenschrift 1907.

— Lungengangrän nach Influenza. Centralblatt für innere Medicin, 20. Band, 1899.

Kelsch, Traité des maladies épidémiques. 3 voll. Paris 1910.

Kitasato, Über den Influenzabazillus und sein Kulturverfahren. Deutsche medicinische Wochenschrift 1902.

Klieneberger, Über hämophile Bazillen. Deutsche medicinische Wochenschrift 1905.

Klopstock, Zweiter Bericht über die Tätigkeit des Instituts für medizinische Diagnostik in Berlin. Berliner klinische Wochenschrift 1902.

Koplik, Die Bakteriologie des Keuchhustens. Centralblatt für Bakteriologie, 22. Band, 1898.

Korantschewsky, Zur Pseudoinfluenzafrage. Deutsche medicinische Wochenschrift 1905.

Kretz, Influenzabeobachtungen im Jahre 1897. Wiener klinische Wochenschrift 1897.

— Zur Bakteriologie der Pyelitis. Ebenda 1898.

Kuina, Der Influenzabazillus als Erreger der Cholecystitis. Wiener klinische Wochenschrift 1909.

Leichtenstern, Influenza. Wien 1896. — 2. Auflage 1912.

Leiner, Über Influenza als Mischinfektion bei Diphtherie. Wiener klinische Wochenschrift 1901.

Lesage et Macaigne, Étude bactériologique du choléra. Annales de l'Institut Pasteur, tome 7, 1893.

Liebscher, Über Influenzabazillenbefunde bei Masern und Scharlacherkrankungen. Prager medicinische Wochenschrift, 28. Band, 1903.

Lindenthal, Über die sporadische Influenza. Wiener klinische Wochenschrift 1897.

Lord, The etiology of an epidemic of influenza. Journal of medical researches, vol. 19, Boston 1908.

Luzzato, Über Pneumokokkengrippe im Kindesalter. Jahrbuch für Kinderheilkunde 1900.

Madison, Influenzal septicemia. American journal of the medical sciences, vol. 89, 1910.

Marmorstein, Contribution à l'étude des aortites grippales. Revue de médicine, 1908.

Menko, Zur Kasuistik der Influenzakomplikationen. Wiener klinische Rundschau, 1899.

Müller, Der Trachombazillus. Archiv für Augenheilkunde, 40. Band. 1900.

Nauwerk, Influenza und Encephalitis. Deutsche medicinische Wochenschrift 1895.

Neisser, Über die Symbiose des Influenzabazillus. Deutsche medicinische Wochenschrift, 1903.

Nobécourt et Paisseau, Du rôle du bacille de Pfeiffer dans la grippe au cours d'une épidémie hospitale. Archives générales de médecine 1905.

Pacchioni, Alcuni casi di sierosite purulente determinate dal bacillo di Pfeiffer. Scritti medici pubblicati in onore di Camillo Bozzolo, Torino 1904.

Perez, Die Influenza in chirurgischer Beziehung. Deutsche Zeitschrift für Chirurgie, 63., 64., 66. Band, 1902 und 1903.

Pfeiffer, Die Ätiologie der Influenza. Zeitschrift für Hygiene, 13. Band. 1893.

Pflüger, Die Erkrankungen des Sehorgans im Gefolge von Influenza. Berliner klinische Wochenschrift 1890.

Pfuhl, Bakteriologische Befunde bei schwerer Erkrankung des Zentralnervensystems im Verlauf der Influenza. Berliner kli- Wochenschrift 1892.

— Influenza und Encephalitis. Deutsche med. Wochenschrift 1895.

— Drei neue Fälle von Gehirninfluenza. Zeitschrift für Hygiene, 26. Band, 1897.

Pick, Über Influenza. Verhandlungen des 22. Kongresses für innere Medicin, Wiesbaden 1905.

Polanski, Pathologische Veränderungen und Komplikationen in Nase, Rachen, Kehlkopf und Gehörorgan bei Influenza. Gazeta lekarska 1907. — Jahresbericht von Virchow und Hirsch 42. Band, 1907.

Richard and Gurd, Bronchiectasis with bacillus influenzae. Montreal medical journal 1907.

Ritter, Über den Keuchhusten. Berliner klinische Wochenschrift 1892, 1896.

Rose, Eine influenzaähnliche Diplokokkenepidemie. Münchener medicinische Wochenschrift 1909.

Rosenhauch, Über einige Influenzainfektionen der Sehorgane. Klinische Monatsblätter für Augenheilkunde, 46. Jahrgang, 1908.

Rostowÿew, Über die epidemische Natur der Perityphlitis und deren Beziehungen zur Influenza. Mitteilungen aus den Grenzgebieten der Medizin und Chirurgie, 15. Band, 1906.

Ruhemann, Über chirurgische Komplikationen der Influenza. Mitteilungen aus den Grenzgebieten der Medicin und Chirurgie, 5. Band, 1902.

— Die endemische Influenza. Berlin und Wien 1904.

— Zur epidemiologischen Bedeutung der Influenzabazillen. Berliner klinische Wochenschrift 1907.

Saathoff, Influenzasepsis. Münchener medicinische Wochenschrift 1901.

Scheller, Über die Verbreitung der Influenzabazillen. Centralblatt für Bakteriologie, 50. Band, 1909.

Schultes, Über Influenza, Appendicitis und ihre Beziehungen zu einander. Deutsche medicinische Wochenschrift 1903.

Slawyk, Ein Fall von Allgemeininfektion nach Influenza. Zeitschrift für Hygiene, 32. Band, 1899.

Spät, Über einen Fall von Influenzabazillenpyämie. Berliner klinische Wochenschrift 1907.

Spengler, Über Lungentuberkulose und bei ihr vorkommende Mischinfektionen. Zeitschrift für Hygiene, 18. Band, 1899.

— Zur Ätiologie des Keuchhustens. Centralblatt für Bakteriologie, 29. Band, 1901.

Sticker, Georg, Die Entwickelung der ärztlichen Kunst in der Behandlung der hitzigen Lungenentzündungen. Wien 1902.

— Influenza. Encyklopädie der praktischen Medicin, 2. Band, Wien 1906.

— Der Keuchhusten. Wien 1911.

Stoicescu und Bacaloglu, Über Tuberkulose vortäuschende Influenza. Spitalul 1904. — Centralblatt für innere Medicin, 25. Jahrgang, 1904.

Sturrock, Notes of an epidemic of influenza occurring in the Midlothian and Peebles asylum. The British medical journal 1905.

Süsswein, Die Influenza bei Masern. Wiener klinische Wochenschrift 1901.

Tanja, Influenzabazillen. Centralblatt für innere Medicin, 19. Band, 1898.

Teissier, L'influenza en 1889—90 en Russie. Rapport de Mission, Paris 1891.

— La grippe-influenza. Leçons recueillies par Frenkel, Paris 1893.

Trumpp, Influenza? Münchener medicinische Wochenschrift 1911.

Unna, Der hämophile Pfeiffersche Bazillus als Erreger intraokulärer Eiterungen. Inaugural-Dissertation, Kiel 1908.

Wassermann, Einige Beiträge zur Pathologie der Influenza. Deutsche medicinische Wochenschrift 1900.

Weichselbaum, Das Vorkommen des Bacillus influenzae bei Meningitis. Handbuch der pathogenen Mikroorganismen, 3. Band, Jena 1903.

Weil, Influenzabacillen als Eitererreger. Wiener klinische Wochenschrift 1909.

Whitla, Pneumonia. Dublin medical journal 1899.

Wohlwill, Über Influenzabazillenbefunde im Bronchialbaum. Münchener medicinische Wochenschrift 1908.

Woldert, An original investigation of an epidemic of grippe. Medical record, London 1907.

Wynekoop, A further study of the Influenzabacillus. Journal of the American medical association 1903.

Zur Nedden, Die Influenzabazillenkonjunktivitis. Klinische Monatshefte für Augenheilkunde, 41. Jahrgang, 1903.

Zusch, Bakteriologische Untersuchungen bei Keuchhusten. Münchener medicinische Wochenschrift, 45. Band, 1898.

Verlag von Alfred Töpelmann (vormals J. Ricker) in Gießen

Abhandlungen aus der Seuchengeschichte und Seuchenlehre

von

Prof. Dr. med. **Georg Sticker** in Bonn a. Rh.

I. Band: Die Pest

VIII, 478 S. 12 Karten. **I. Teil: Die Geschichte der Pest** 1908. 30 Mk.

VIII, 542 S. 5 Textbilder. **II. Teil: Die Pest als Seuche und als Plage** 1910 30 Mk.

In den zwei Teilen ist der I. Band: Die Pest abgeschlossen

Aus dem „Vorwort".

Ich beabsichtige, eine Folge von Abhandlungen aus der Seuchenlehre herauszugeben, und beginne mit der Darstellung der Pest.

Zwar ist die Zahl der Bücher über diese Seuche bereits so groß, daß ein Menschenleben nicht mehr dazu ausreicht, um sie alle zu lesen. Aber ich glaube, ein besonderes Recht zu haben, die Pest aufs neue darzustellen.

Nicht deshalb, weil ich, als Mitglied der vom Deutschen Reiche zur Erforschung der Pest nach Indien entsandten Kommission, sie vor elf Jahren an einem ihrer Hauptherde untersucht habe. Das haben außer mir manche Andere getan. Auch nicht deshalb, weil ich sie etwa sorgfältiger und eifriger als Andere untersucht hätte. Man kann ein gutes, ja ein berühmtes Buch über die Pest schreiben, ohne je einen einzigen Pestfall gesehen zu haben, wie das Beispiel GRIESINGERS beweist oder noch besser das Beispiel MURATORIS, der nicht einmal Arzt war. Auch nicht deshalb, weil ich mich der Geschichte der Pest mit soviel Hingebung und Ausdauer wie wenige Andere gewidmet habe. Denn man darf sein ganzes Leben Seuchengeschichte und besonders Pestgeschichte getrieben haben und dennoch in der Auffassung völlig irregehen, wie HECKER, der in der Pest nicht weniger als in den anderen Völkerseuchen eine notwendige Entwicklungsstufe der Menschheit sah, oder wie HAESER, der anfänglich die attische Seuche des Thucydides als eine zu ihrer vollen

Eigentümlichkeit noch nicht entwickelte, gewissermaßen embryonische Bubonenpest, den schwarzen Tod als die vollausgebildete Pest und die Ausbrüche in der ersten Hälfte des neunzehnten Jahrhunderts als die letzten Züge der absterbenden Pest auffaßte und sich bis zuletzt nicht von der Vorstellung hat befreien können, die Pest habe sich stets aus bösartigen Fiebern entwickelt, und auf der Höhe von Epidemien könnten auch andere Krankheiten den Pestcharakter annehmen.

Vielmehr möchte ich die Veröffentlichung des vorliegenden Buches damit rechtfertigen, daß ich gleich in Bombay die richtige Antwort auf die Grundfrage bei der Erforschung der Pest gefunden habe, auf die Frage nach den Mitteln und Wegen ihrer Verbreitung.

In der Praxis der staatlichen Pestabwehr und Pestbekämpfung handelt es sich einzig um die Ansteckungsgefahren in der Pest. Solange wir diese nicht bis ins Einzelne kennen, ist die Pest unüberwindlich. Die kleinen Mitteilungen, worin ich damals die Mittel und Wege der Pest dargestellt und im Gegensatz zu den Lehren des Kontagionismus und Epidemizismus entwickelt habe, fanden keineswegs Anklang. Vielmehr blieben die meisten Sachverständigen bei dem Bemühen, dem alten Kontagionismus in neuer Form den Sieg zu verschaffen, und zuckten die Achseln, wenn Einer auf die Unzulänglichkeit der Meinung, alle Pestgefahr gehe einzig und allein und unmittelbar vom kranken Menschen aus, mit epidemiologischen und historischen Gründen hinwies. Im besten Falle gestanden sie den Ratten eine Teilnahme an der Pestverbreitung zu.

Inzwischen haben die fortschreitenden Erfahrungen in Indien und überall da, wo die Pest in den letzten Jahren zu ihrer Abwehr aufgefordert hat, mehr und mehr meine Darstellung bekräftigt, wonach die Pest ursprünglich eine Seuche verschiedener Nagetiere ist, wonach als unentbehrliche Zwischenträger zwischen Tier und Mensch blutsaugende Schmarotzer wirken, der Mensch dem Menschen unmittelbar gefährlich nur durch Anhusten, weit öfter mittelbar durch Ungeziefer wird und die Verpestung von Gewand, Gerät, Wohnung und Ware wiederum die Anwesenheit solchen Ungeziefers voraussetzt. — — — — — — — — — — — — —

Die Zukunft wird uns, wenn wir wirklich praktische Epidemiologie treiben wollen, zwingen, endlich das furchtbare Dogma selbstsüchtiger Gewaltherren des vierzehnten Jahrhunderts, der Mensch allein oder der Mensch hauptsächlich sei in Epidemien dem Menschen gefährlich, zu verlassen und endlich aufzuhören, unser Wissen auf die Beziehungen zwischen Seuchenkeim und Mensch und etwa noch auf die notwendigsten Überträger und Zwischenträger, die der Kontagionismus heute schon widerwillig gelten lassen muß, zu beschränken. Die Zukunft wird von uns, falls wir den Anspruch erheben, Seuchengesetze zu machen und Seuchenpolizei zu treiben, verlangen, daß wir zuerst Loimologen seien, die mit erweitertem Blick alle die natürlichen Vorgänge, auf deren Boden sich mehr oder weniger zufällig und notwendig eine Epidemie entwickelt, zu überschauen vermögen. — — — — — — — — — — —

I. Band. — Die Pest.

Erster Teil: Die Geschichte der Pest.

Zweiter Teil: Die Pest als Seuche und als Plage.

Erste Abteilung: **Die Pest als Seuche.**

Verzeichnis der Karten, die dem ersten Teile beigegeben sind.

Aus Besprechungen des ersten und zweiten Teils:

Zuerst staunt man über die enorme Belesenheit des Verfassers, der seinem Feinde nicht nur in naturwissenschaftlichen und historischen Werken, sondern auch in vergilbten Stadtchroniken und in der scheinbar gänzlich unbeteiligten Dichtkunst nachspürte. *An historischer Genauigkeit und Treue läßt Sticker weit hinter sich, was je vor ihm geschrieben worden ist.* Aber man glaube ja nicht, die Lektüre dieser Extrakte sei ein trockener Genuß. Die Kunst der Darstellung ist so groß, daß das Ganze sich im Gehirn des Lesers zu einem historischen Roman von gigantischen Formen zusammenfügt, in welchem die Szenerie fortwährend wechselt, die Einheit der Handlung aber streng gewahrt bleibt. Wer einen Scheuklappenhorizont hat, lasse ja die Finger von dem Werk! Um so größeren Genuß werden davon diejenigen haben, die nicht ihre Schule für den Nabel der Welt und das Jahr 1908 für das Jahr der Vollendung halten, sondern die über Raum und Zeit in die grenzenlose Geschichte zu blicken vermögen. Buttersack (Berlin) in den Fortschritten der Medizin.

Es wendet sich eindringlich an den Pathologen und Kliniker von heute, an den Seuchenhygieniker und an die Leiter der Staaten, an die Gesundheitsbehörden im weitesten Sinne. Darum hat das Buch auch allen irgend entbehrlichen gelehrten Ballast aus der Seuchengeschichte abgestreift, giebt alle historischen Berichte über Ursprung und Verbreitung und Verheerungen früherer Epidemien nur in gut lesbarer Übersetzung, sieht von allen Citaten ab, um den starken Fluß der Darstellungen nirgends zu hemmen, und setzt als „pièce justificative“ nur die Namen der Autoren in Klammer für den, der nach weiterer Nachricht verlangt oder die Quellen selbst prüfen will, wozu ihm auf Grund dieser Autoren und Namen das eingehende Literaturverzeichnis am Ende Gelegenheit giebt. Der Historiker hätte es vielleicht gern bequemer gehabt mit der Quellenkontrole und -benutzung, auch er wird sich gern den großen Zwecken beugen, zumal ihm das Buch von Sticker *ein auch quellenforschend, trefflich fundiertes Material ausgezeichnet bearbeitet bringt und so viel Licht in die Geschichte der Pest gebracht hat,* wie es auch die besten Gesamtdarstellungen der Vergangenheit oft sehr vermissen lassen. Sudhoff (Leipzig) in Schmidts Jahrbüchern der Medizin.

Der Verfasser ordnet den Stoff zu übersichtlichen „Jahrbüchern der Pest", die so gründlich durchdrungen und verarbeitet sind, *daß die naturgemäß immer ähnlichen Schilderungen nie ermüden, sondern oft genug einen lebhaften kulturgeschichtlichen und rein menschlichen Reiz ausüben.* Deutsche Medizinische Wochenschrift.

Aber auch in Europa dürfen wir uns nicht in Sorglosigkeit wiegen; ausgezeichnet sind zwei Bilder, die der Verfasser davon entwirft, wie sich auch hier die Pest verbreiten könnte. Kißkalt (Berlin) in der Deutschen Vierteljahrsschrift für öffentliche Gesundheitspflege.

Aus der Betrachtung der Pestgefahr für den Menschen, der Entwicklung und dem Verlauf der Epidemien, ihren Äußerungen und Folgen sowie aus der Geschichte der Pestabwehr *ergeben sich die von dem modernen staatlichen Programm vielfach abweichenden Grundzüge der Pestbekämpfung, die Aufgaben des Staates, die Mittel und Wege der zukünftigen Abwehr werden klar gezeichnet.*
F. Reiche (Hamburg) im Zentralblatt für innere Medizin.

So haben wir denn dank Stickers unheimlichem Wissen und seiner grandiosen Erfahrung ein zweibändiges Pestwerk vor uns, das auf der Höhe der Gegenwart stehend, eine universale Bedeutung besitzt und *ein dauerndes Monument in der deutschmedizinischen Literaturgeschichte* bleiben wird. Pagel (Berlin) i. d. Medizinischen Presse.

Wie *dem Forscher* auf dem Gebiete der Seuchengeschichte das Werk Stickers *unentbehrlich* sein wird, ebenso kann dasselbe *dem beamteten Arzte, dem Kliniker, Pathologen und Hygieniker wie dem praktischen Arzte dringend zum Studium angeraten* werden, wenn er das Wesen und die Epidemiologie der Pest so erfassen will, wie sie vom wissenschaftlichen Standpunkte aus aufgefaßt werden muß.
Schöppler (Regensburg) in der Wiener Med. Wochenschrift.

... Manch einer wird denken, diese Dinge seien genugsam bekannt. Allein das Wesentliche ist der Standpunkt, von welchem aus man die Dinge betrachtet; und *da noch keiner einen solch universellen Standpunkt eingenommen hat, so resultieren daraus naturgemäß ganz neue Bilder und Anschauungen.* Freilich, wer einem Manne wie Sticker in die Vorzeit und in ferne Gegenden folgen will, muß schon etwas mehr besitzen als die üblichen Kenntnisse von heute, zum wenigsten einen bildsamen, aufnahmefähigen Geist ... Indessen, wenn auch die Gegenwart diesen Gelehrten nicht in seinem ganzen Wert erkennt, so können wir Deutsche doch stolz sein, ihn zu besitzen. Keine andere Nation kann uns solche Männer nachmachen mit einem derartigen tiefgründigen Wissen und einem erhabenen Idealismus, der ihn unbekümmert um Beifall oder Tadel der Menge dahinschreiten läßt „froh seines Weges, froh seines Zieles" Buttersack (Berlin) in den Fortschritten der Medizin.

Die Bewunderung des Historikers der Seuchen wächst von Seite zu Seite beim Lesen dieses überaus fleißigen, gründlichen und tiefdurchdachten Buches, das die Schärfe klinischer Beobachtung von heute und volle Beherrschung der bakteriologischen Ergebnisse, der gesamten modern-biologischen Mikroorganismenkunde und aller jüngsten ätiologischen Errungenschaften mit dem sorgsamsten Studium der in den Archiven der Seuchen historisch bewahrten dokumentalen Quellen aufs glücklichste vereinigt.
Sudhoff (Leipzig) i. d. Mitteilungen zur Geschichte d. Medizin u. d. Naturwissenschaften.

The book shows evidence of great industry on the part of the author in collecting together historical and modern information on plague. *As a work of reference the book will surely prove invaluable.* The Journal of Hygiene.

Mit Recht hat St. bei seinem Riesenunternehmen zunächst an die Geschichte gedacht. Sie ist das A und O auch der praktischen Arbeit nach dem bekannten Ausspruch, daß die Geschichte einer Wissenschaft die Wissenschaft selbst ist. Daß St. *in beiden Gebieten, dem praktisch- wie dem historisch-medizinischen gleich berufener und bewährter Meister* ist, das haben seine bisherigen klinischen und hygienischen, populären wie populär-wissenschaftlichen Arbeiten bewiesen. Das beweist auch seine Universal-Pestgeschichte, von der wir wünschen, daß ihre Schwestern nicht zu lange auf sich warten lassen mögen. Pagel (Berlin) in der Deutschen Literaturzeitung.

C. G. Röder G. m. b. H. Leipzig.

Über Naturheilkunst

von Prof. Dr. med. Georg Sticker in Bonn am Rhein

Geheftet 3 Mark | 1909 | Gebunden 4 Mark

Ungewöhnliche Begabung für den richtigen populären Ton, ein historisch und allgemein literarisch sehr reiches Wissen, aus dem die für die Veranschaulichung dienlichen Beispiele, man möchte sagen, aus dem Ärmel geschüttelt erscheinen, ein glänzender Stil, das sind die Vorzüge des trefflichen Büchleins. Münchener Medizinische Wochenschrift.

Wenn das geistvoll und spannend geschriebene Buch zum Allgemeingut der Menschheit würde und wenn die Stickersche Beweisführung von allen unparteiisch geprüft würde, so wäre ein Kampf gegen die Kurpfuscher nicht mehr nötig, so wäre mit all den Ungeheuerlichkeiten und Torheiten im Gebiet der sog. Naturheilkunde mit einem Schlage aufgeräumt. Aber leider ist zu befürchten, daß dieses vortreffliche Buch nicht von allen gelesen wird, die es lesen sollten, daß es von den Anhängern der Kurpfuscher und „Naturheilkundigen“ nicht immer verstanden wird, daß es die Gesundheits-Neurastheniker nicht überzeugen kann, die da aus lauter Angst, an ihrer kostbaren Gesundheit Schaden zu nehmen, des Lebens nicht froh werden und an dieser Sorge mehr kranken als an körperlichem Leide. Unsern Lesern aber, bei denen wir ein Verständnis für diese Fragen voraussetzen dürfen, möchten wir das Stickersche Buch aufs dringendste empfehlen.
Das Rote Kreuz (Zentralorgan für alle deutschen Wohlfahrtsbestrebungen).

Gesundheit und Erziehung

Eine Vorschule der Ehe

von Prof. Dr. med. Georg Sticker in Bonn am Rhein

2. vermehrte Auflage | 1903 | Gebunden 5 Mark

In dem gediegen ausgestatteten Buche lernen wir den bekannten, vielseitigen Kliniker wieder von einer neuen Seite kennen und schätzen, nämlich als einen Popularphilosoph der Medizin oder besser Popularhygieniker, der von Herz zu Herz zu reden versteht. Es ist nicht leicht, für den gebildeten Mann populär zu schreiben. Die meisten oder doch sehr viele populärmedizinische Bücher stoßen durch ihre trockene, plumpe, doktrinäre oder doch nackt dogmatische Darstellung ab; es liegt in ihnen zu große Nüchternheit, keine Eleganz der Form, des Ausdrucks. Damit wird man natürlich gebildete Männer nicht zum Studium einladen und für so wichtige Angelegenheiten gewinnen, wie die hygienischen; der Zweck solcher Publikationen ist schließlich verfehlt. Wie ganz anders bei Sticker! Hier ist tiefes Denken, überzeugende Kraft der Ausführungen mit edler Sprache und Originalität der Form verknüpft. Der Arzt wird in dem Buche gleichsam auch zum Rhetor, die Hygiene formt sich hier, vielleicht ohne daß der Verfasser es wollte, zu einer Art von Geisteswissenschaft. In dieser Form liegt quasi der Reiz des Inhalts, der keinem Arzt etwas Neues bietet und doch jeden bei der Lektüre als neu ansprechen wird. Die Form wird hier zum Inhalt. Fast möchten wir das Buch, wenn wir es literarisch zu kategorisieren hätten, unter die „Ästhetika“ verweisen. Tatsächlich umweht den Lesenden der Hauch reinster ästhetischer Empfindung. Stickers Buch zu lesen ist ein Genuß, den wir allen Lesern von Herzen gönnen.
Prof. Dr. J. Pagel (Berlin) in der Deutschen Ärzte-Zeitung.

Verlag von Alfred Töpelmann (vormals J. Ricker) in Gießen

Abhandlungen aus der Seuchengeschichte und Seuchenlehre

von

Georg Sticker

I. Band: Die Pest

Erster Teil: Die Geschichte der Pest

Lexikon-Oktav. VIII und 478 Seiten, 12 Karten. 1908. 30 Mk.

Zweiter Teil: Die Pest als Seuche und als Plage

Lexikon-Oktav. VIII und 542 Seiten mit 5 Textbildern. 1910. 30 Mk.

In den zwei Teilen ist der I. Band: Die Pest abgeschlossen

Aus Besprechungen des ersten Teils:

Wer einen Scheuklappenhorizont hat, lasse ja die Finger von dem Werk! Um so größeren Genuß werden davon diejenigen haben, die nicht ihre Schule für den Nabel der Welt und das Jahr 1908 für das Jahr der Vollendung halten, sondern die über Raum und Zeit in die grenzenlose Geschichte zu blicken vermögen. Buttersack (Berlin) in den Fortschritten der Medizin.

Was die Geschichte der Epidemien die Ärzte und die verantwortlichen Behörden von heute lehren kann, ist noch niemals so klar und eindringlich und wirkungsvoll dargelegt worden wie in diesem vortrefflichen Buche, das jeder Historiker der Krankheiten gelesen haben muß und jeder Kliniker, Pathologe und Hygieniker und beamtete Arzt eifrigst studieren sollte.
Sudhoff (Leipzig) in den Mitteilungen zur Gesch. der Med. u. der Naturwissensch.

Mit Recht hat St. bei seinem Riesenunternehmen zunächst an die Geschichte gedacht. Sie ist das A und O auch der praktischen Arbeit nach dem bekannten Ausspruch, daß die Geschichte einer Wissenschaft die Wissenschaft selbst ist. Daß St. in beiden Gebieten, dem praktisch- wie dem historisch-medizinischen gleich berufener und bewährter Meister ist, das haben seine bisherigen klinischen und hygienischen, populären wie populärwissenschaftlichen Arbeiten bewiesen. Das beweist auch seine Universal-Pestgeschichte, von der wir wünschen, daß ihre Schwestern nicht zu lange auf sich warten lassen mögen.
Pagel (Berlin) in der Deutschen Literaturzeitung.

Druck von C. G Röder G. m b. H., Leipzig.

FSC
www.fsc.org
MIX
Papier | Fördert gute Waldnutzung
FSC® C083411

Zeitfracht Medien GmbH
Ferdinand-Jühlke-Straße 7
99095 Erfurt, Deutschland
produktsicherheit@kolibri360.de